# 버스 정류장으로 가는 길

할아버지가 버스 정류장으로 갈 수 있도록 도착까지 가보세요.

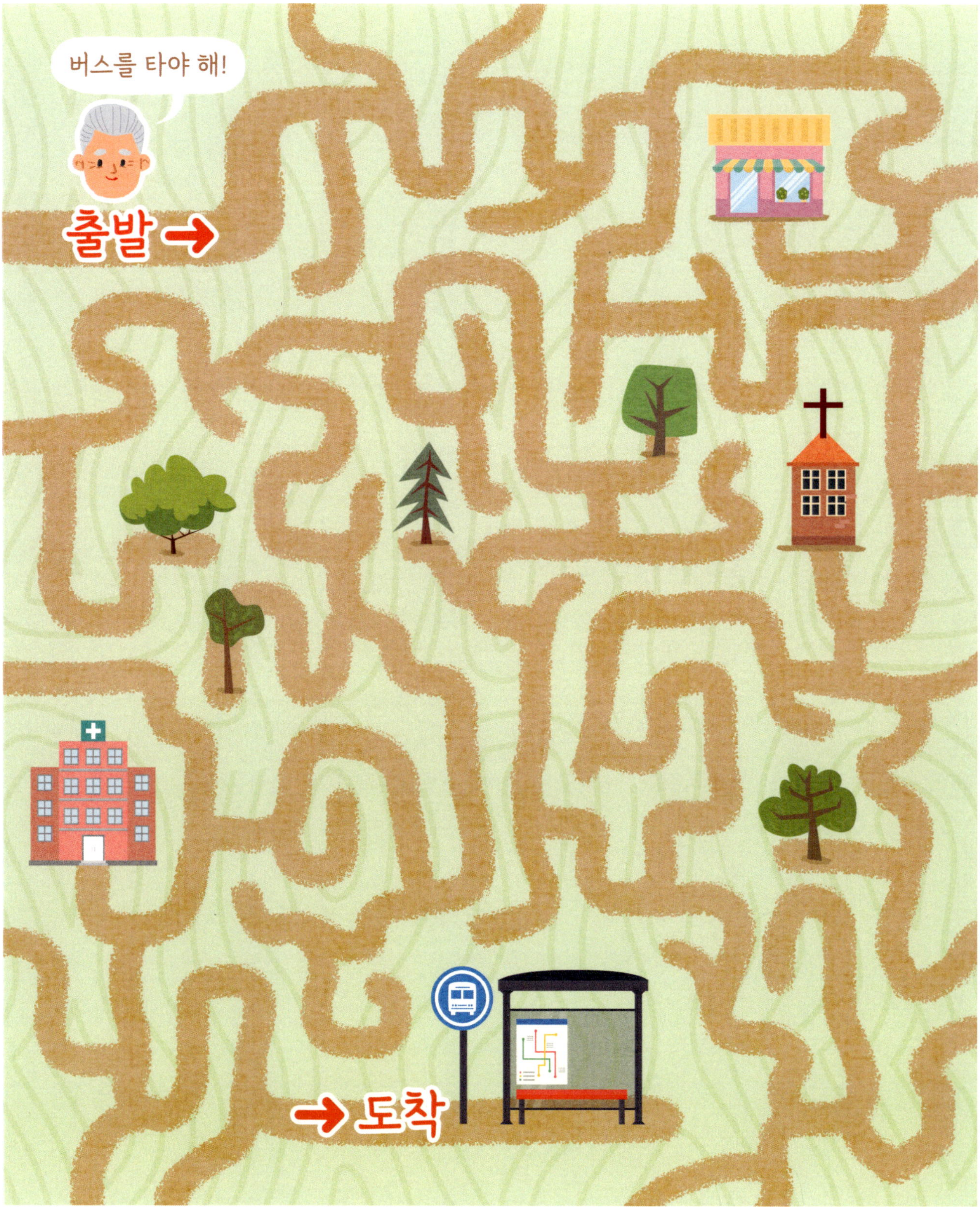

# 오늘 사야 할 것

아래 적힌 메모를 보고 사야 할 것들을 모두 찾아 도착까지 가보세요.

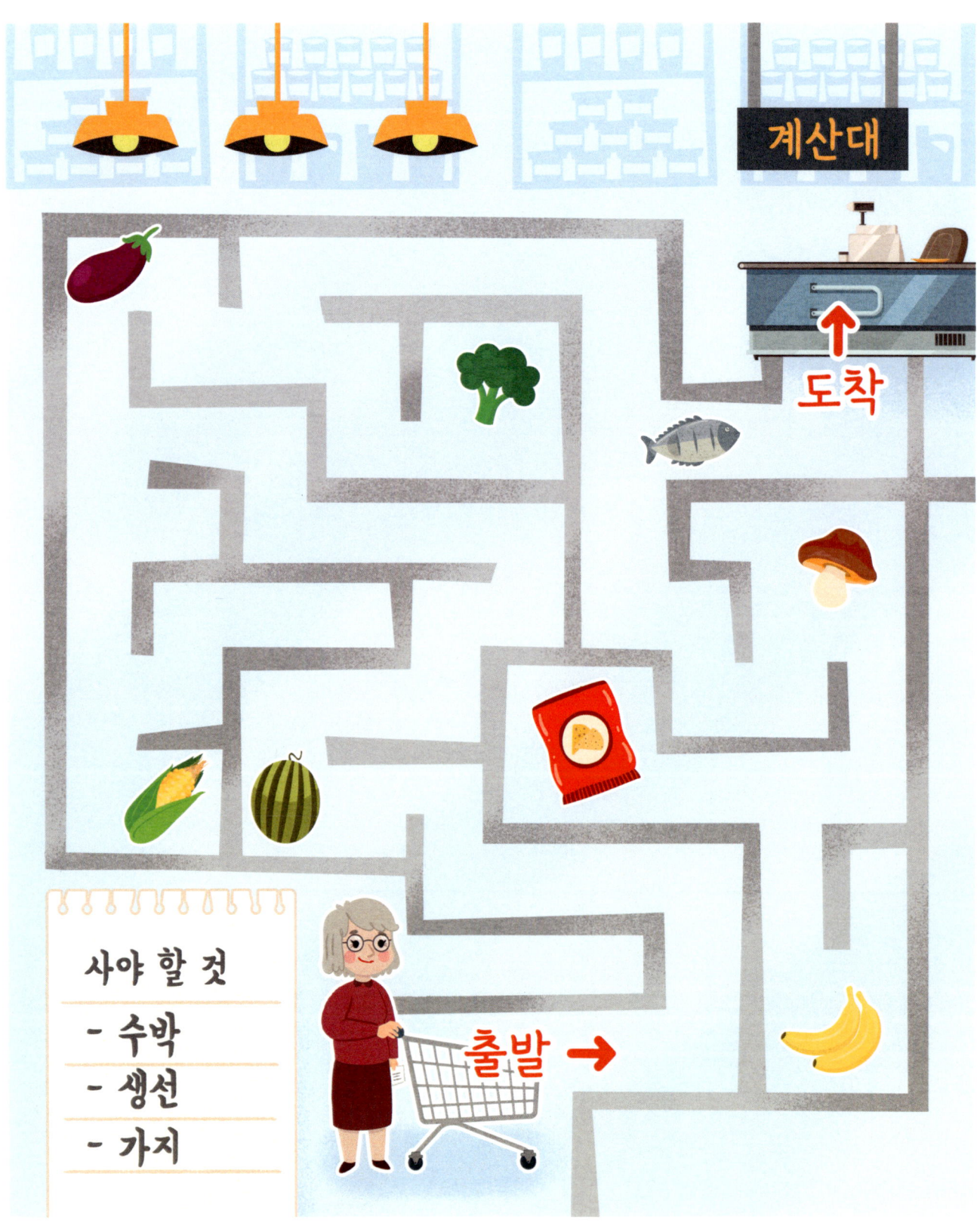

# 물고기 잡기

선을 따라가 각 배에서 어떤 물고기를 잡게 될지 알아맞혀 보세요.

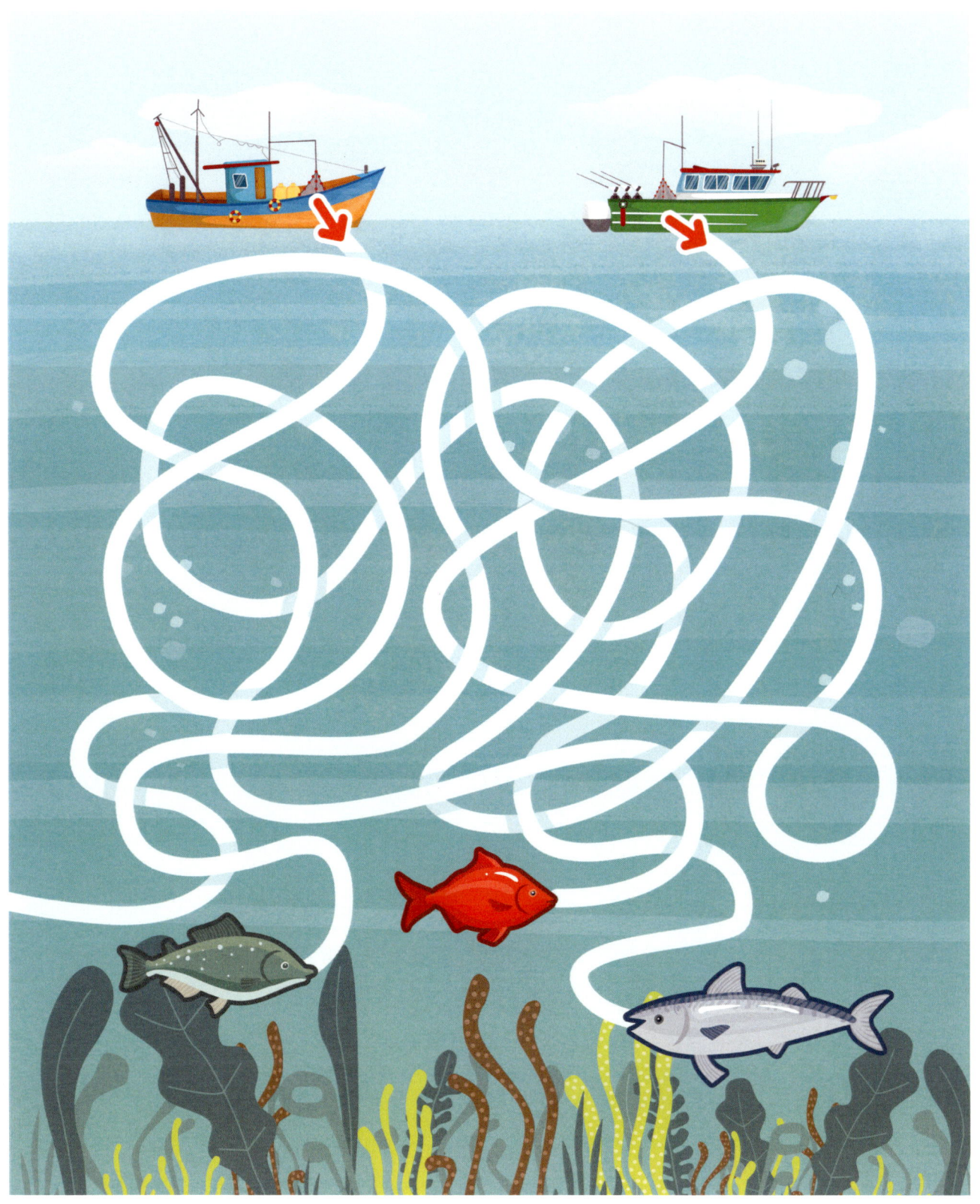

# 보름달 미로

보름달 안에 있는 길을 따라 출발에서 도착까지 가보세요.

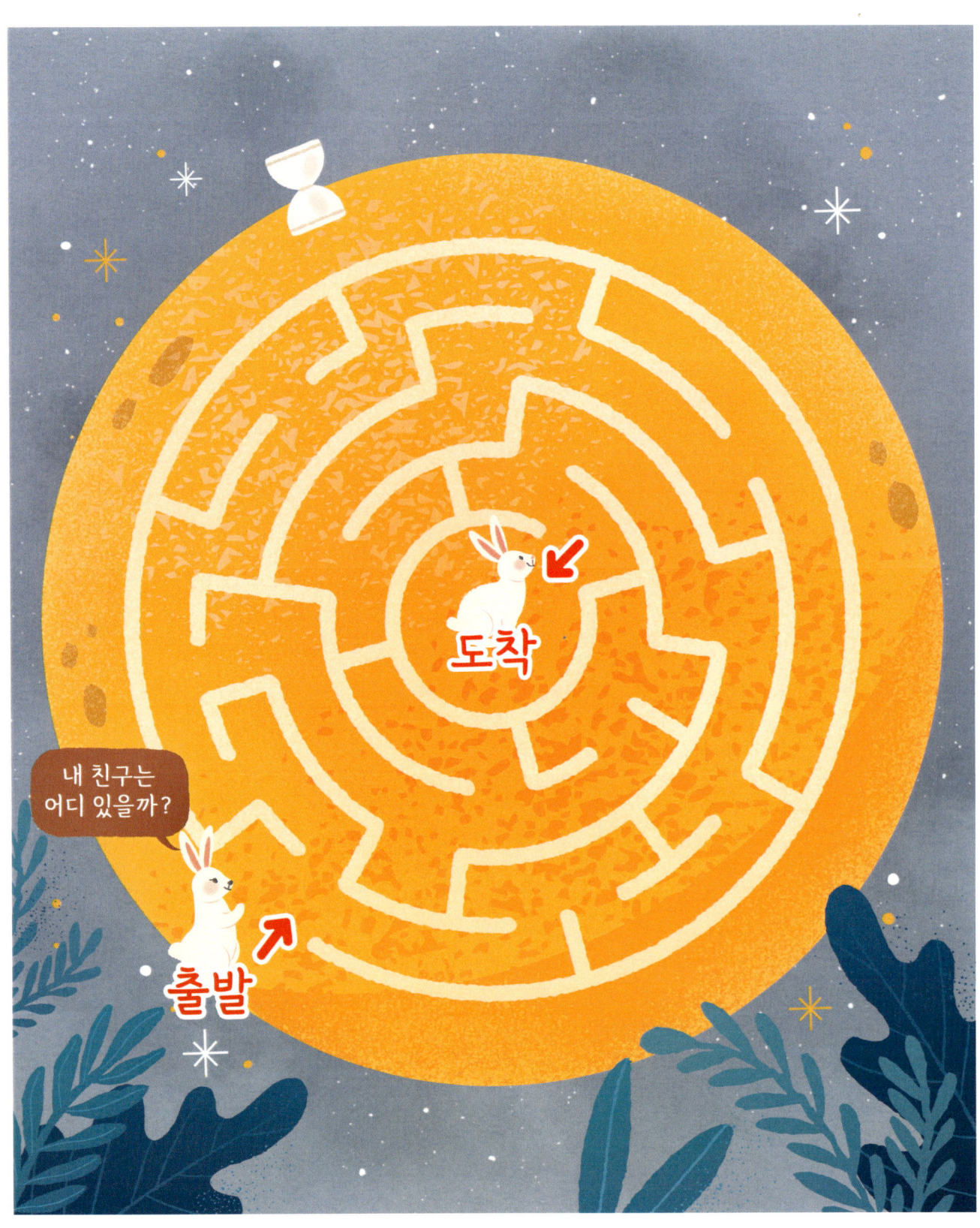

# 점잇기 미로

숫자 1부터 순서대로 선을 이어보고 아래 질문에 답해보세요.

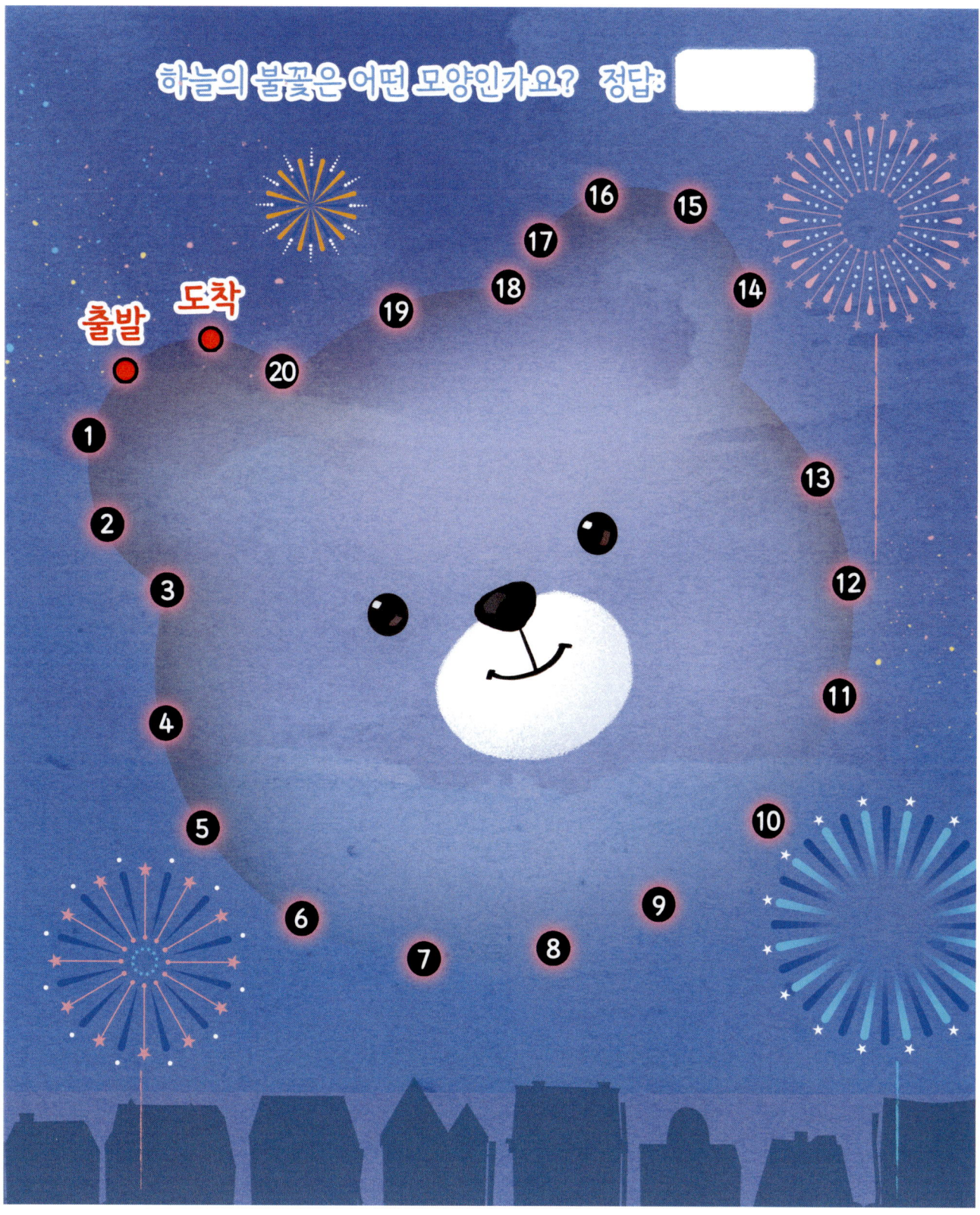

# 심청이와 심봉사

심청이와 심봉사의 집을 찾아 출발에서 도착까지 가보세요.

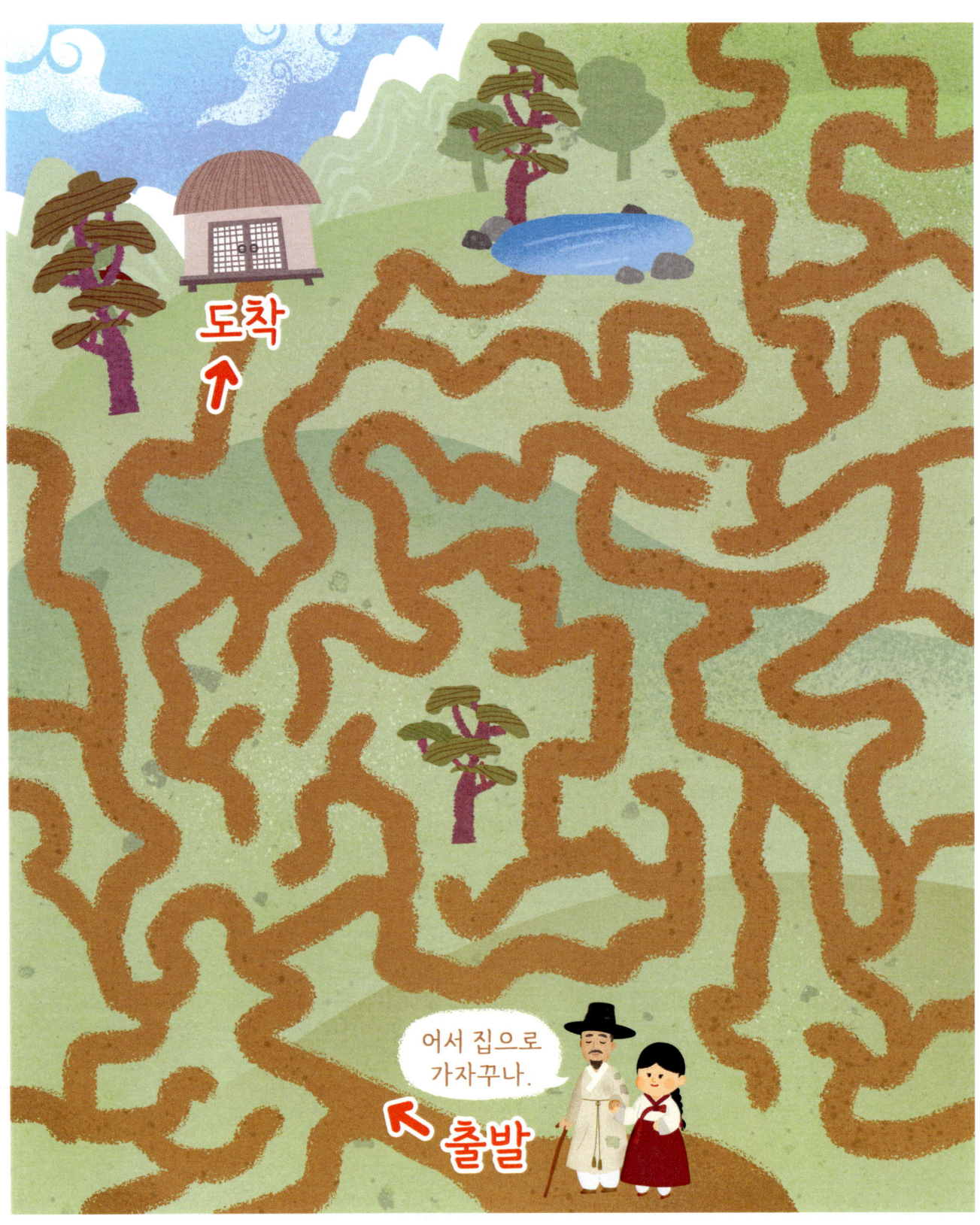

# 규칙 따라가기 미로

아래의 규칙을 따라 출발에서 도착까지 가보세요.

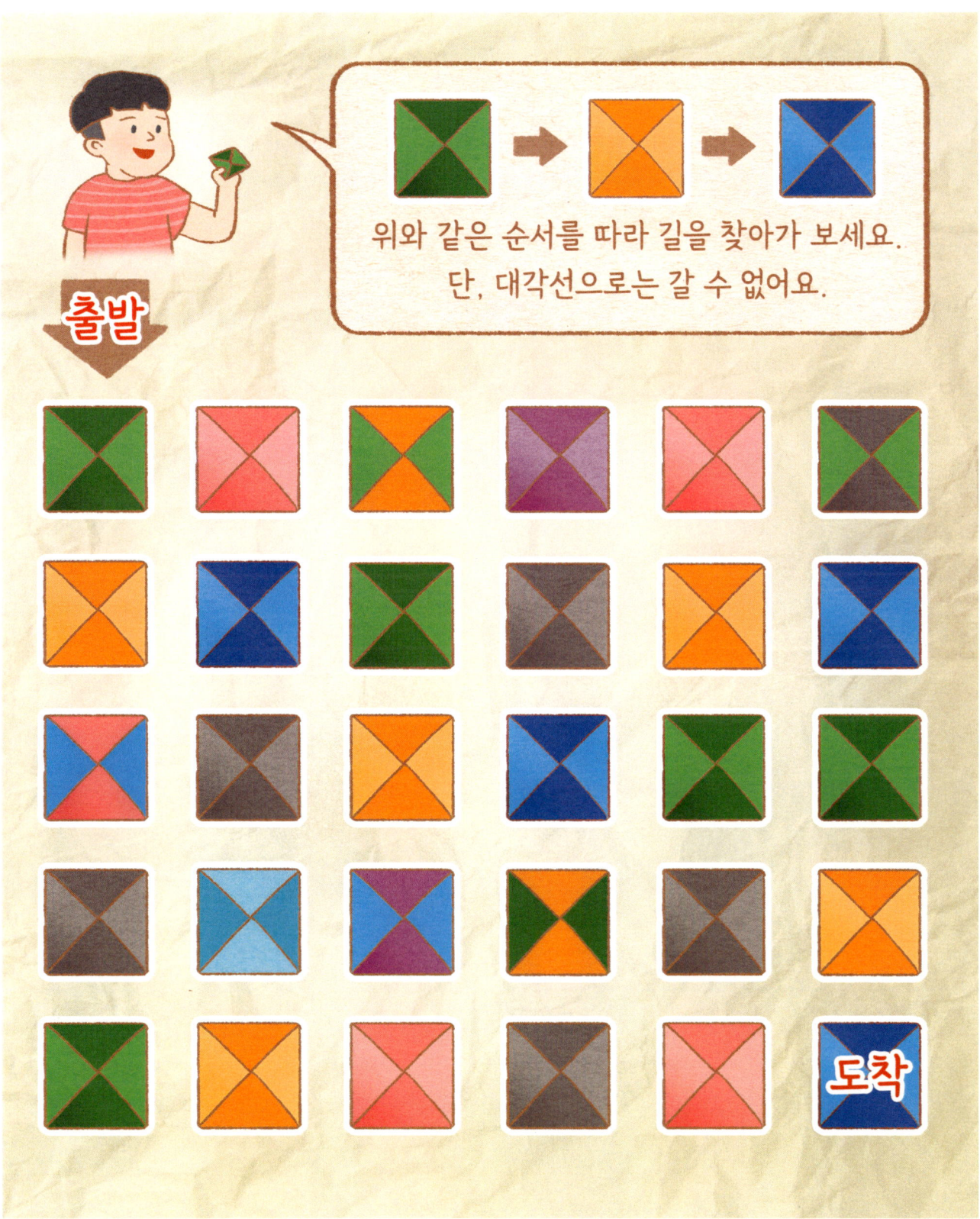

# 버선 미로

버선 안에 있는 길을 따라 출발에서 도착까지 가보세요.

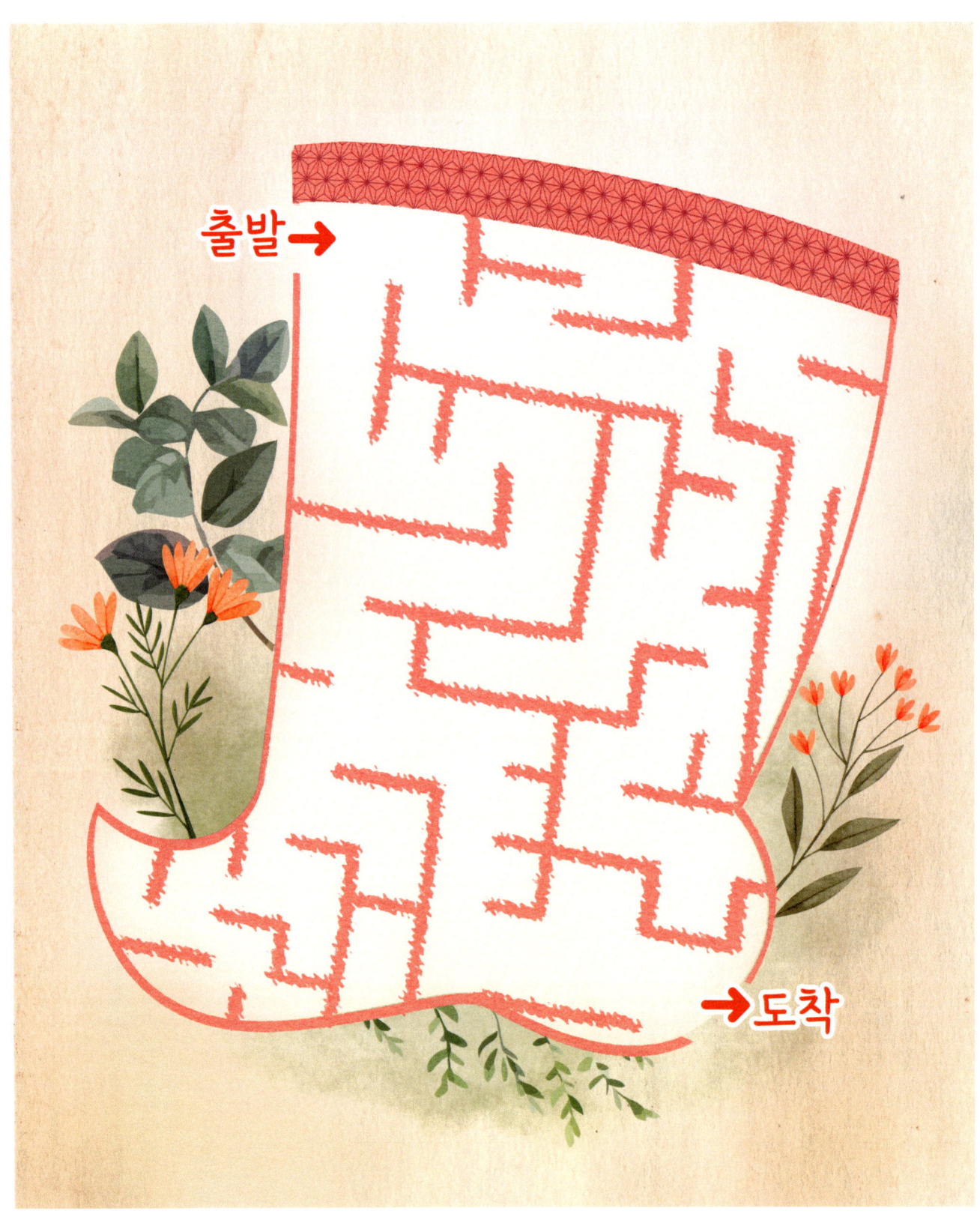

# 꼬치 만들기

미로를 따라가며 재료들을 모아보고, 질문의 답을 알아맞혀 보세요.

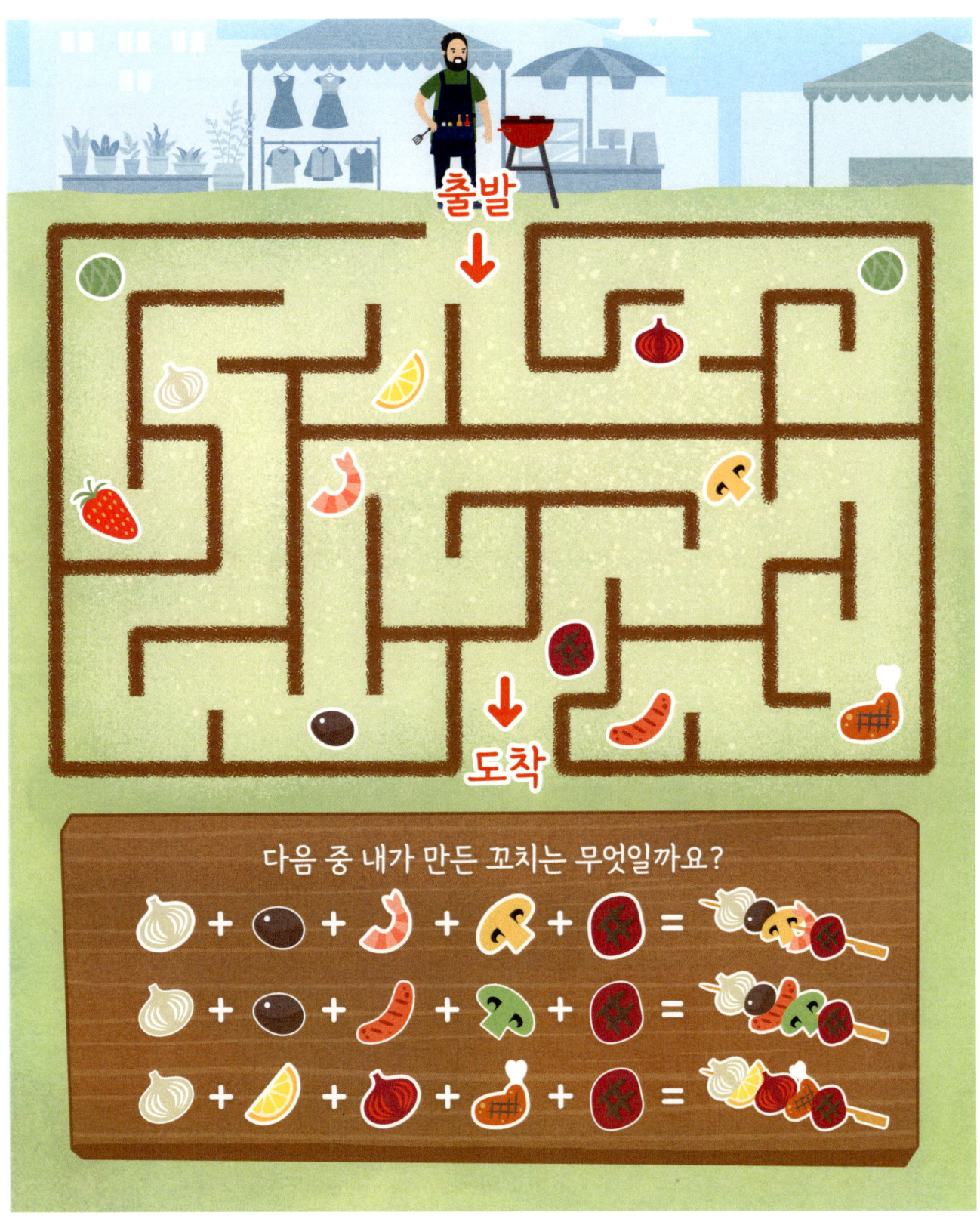

# 사과 농장

사과를 모두 모아 도착까지 가보세요.

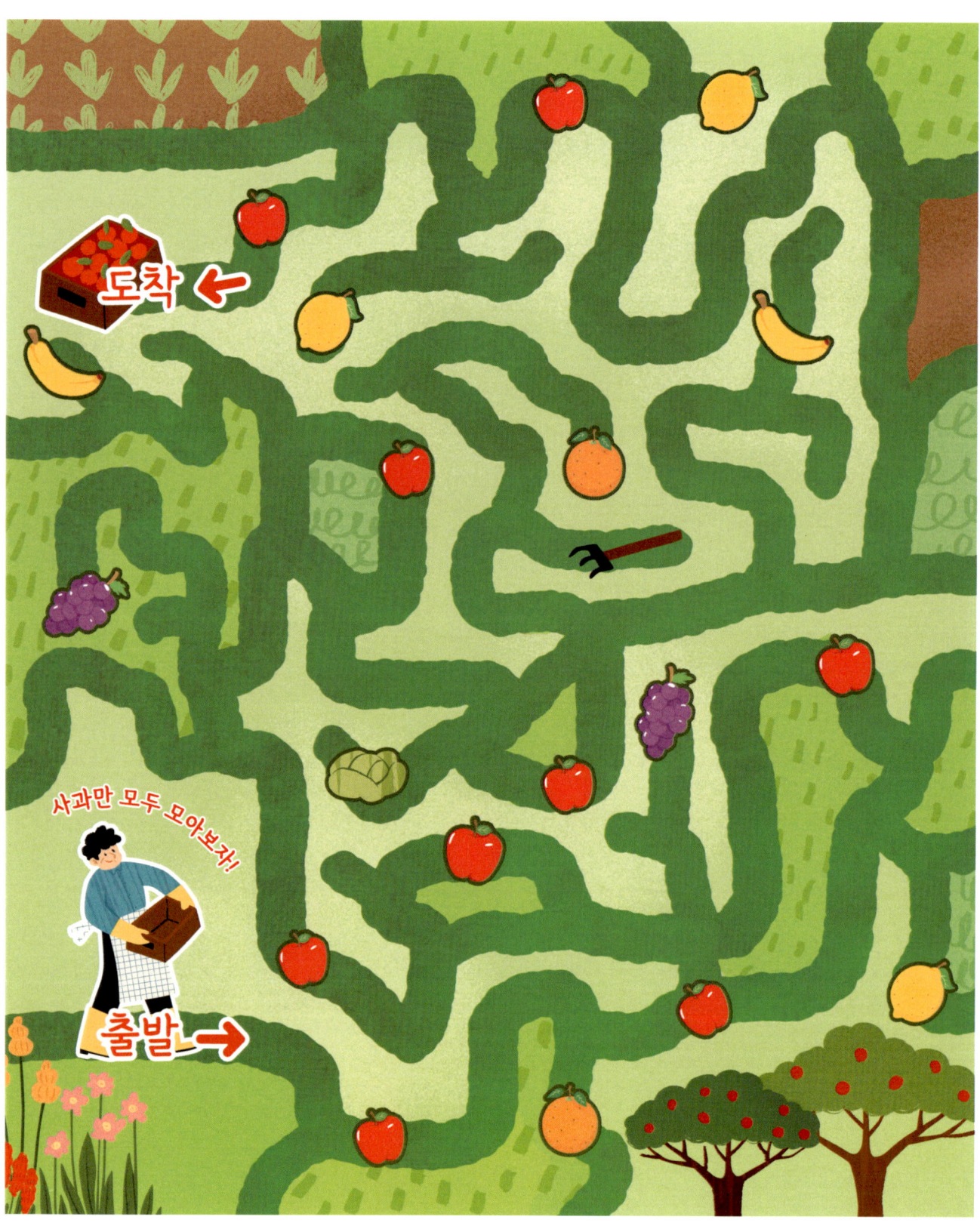

# 그림자 모양과 맞는 물건 따라가기

아래의 규칙을 따라 출발에서 도착까지 가보세요.

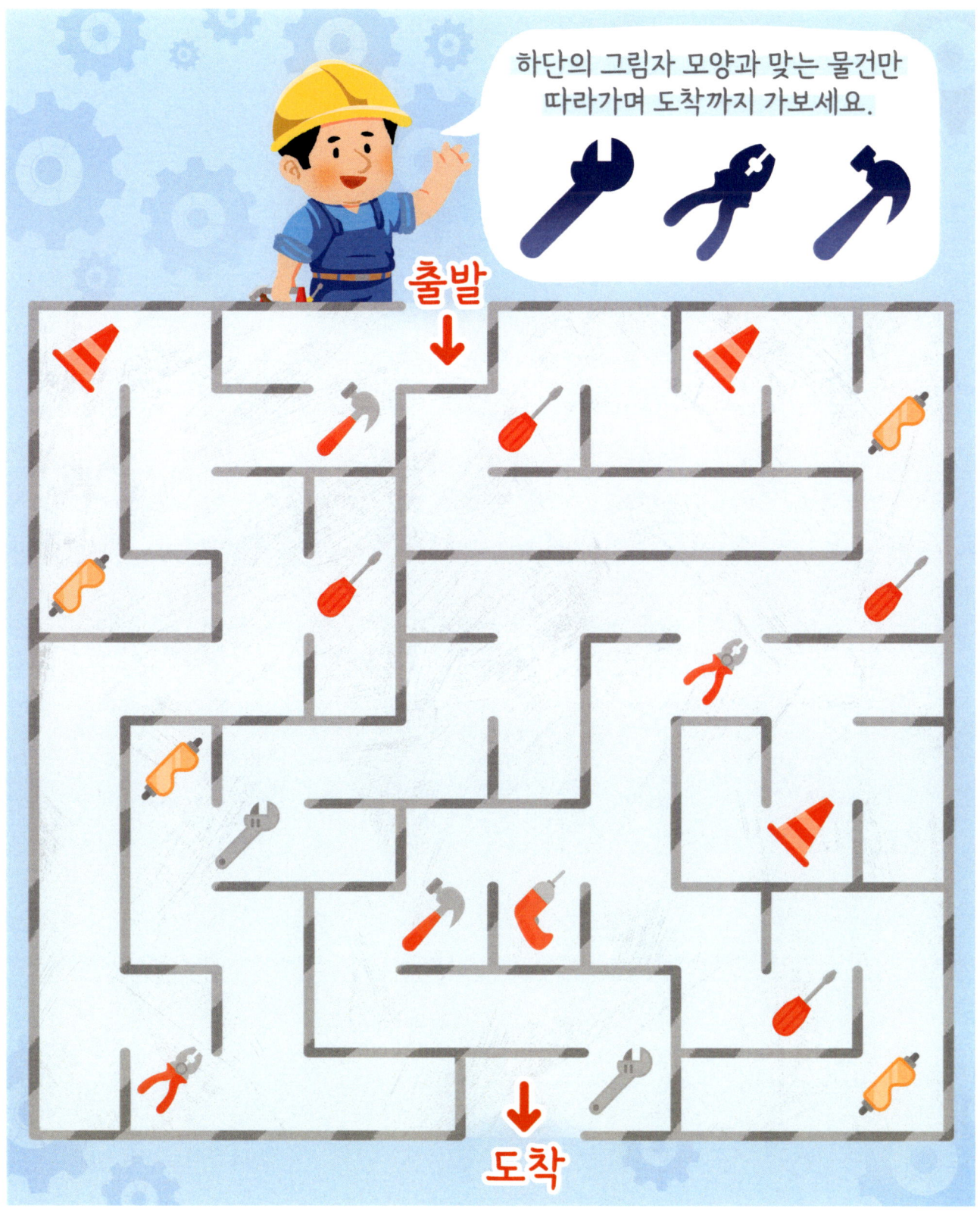

# 퀴즈 미로

미로를 찾아가며 만난 글자들을 조합해, 질문의 정답을 알아맞혀 보세요.

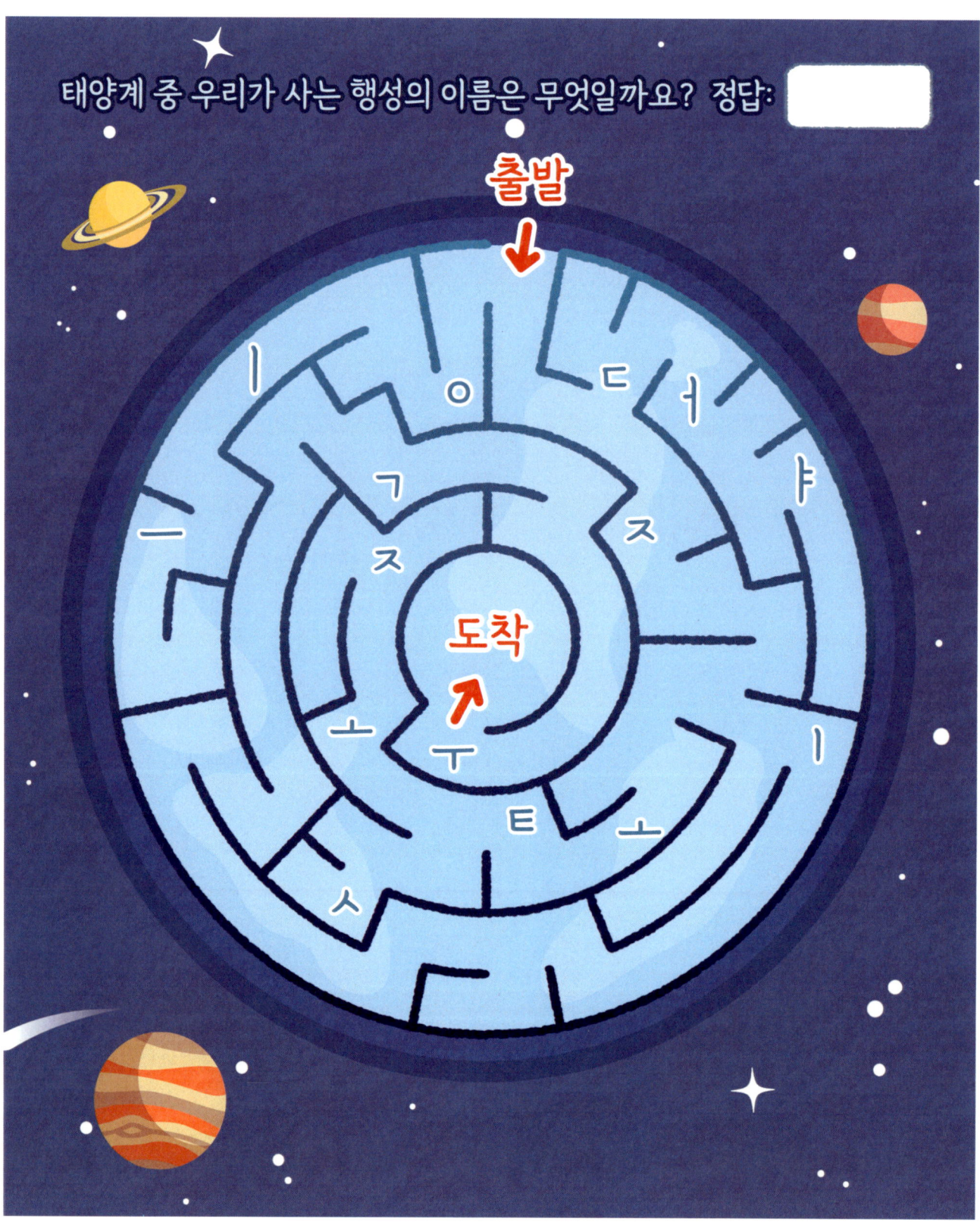

# 롤러스케이트 미로

롤러스케이트 안에 있는 길을 따라 출발에서 도착까지 가보세요.

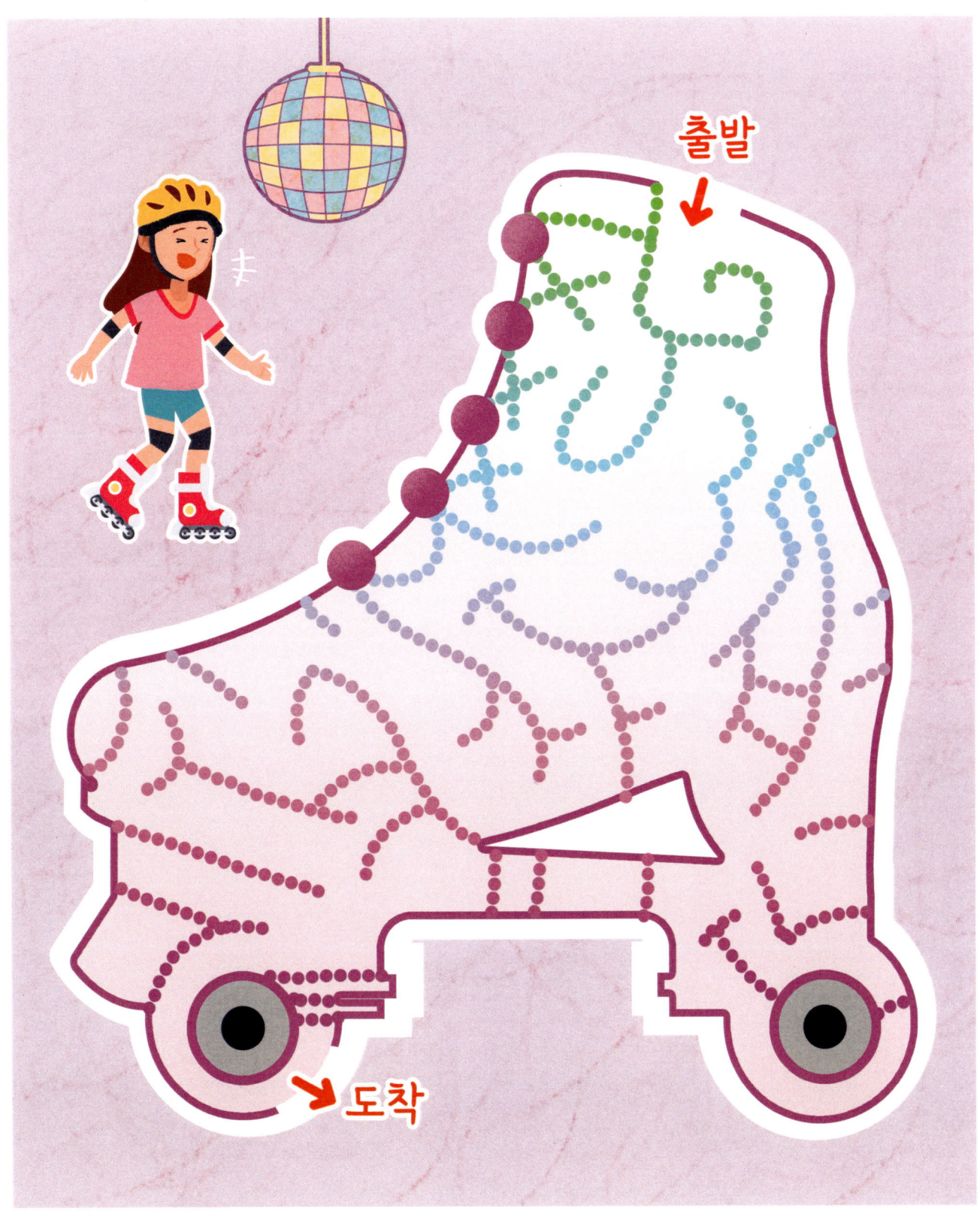

# 친구 찾기

할아버지의 친구가 기다리고 있는 위치를 잘 기억하고, 친구를 찾아가 보세요.

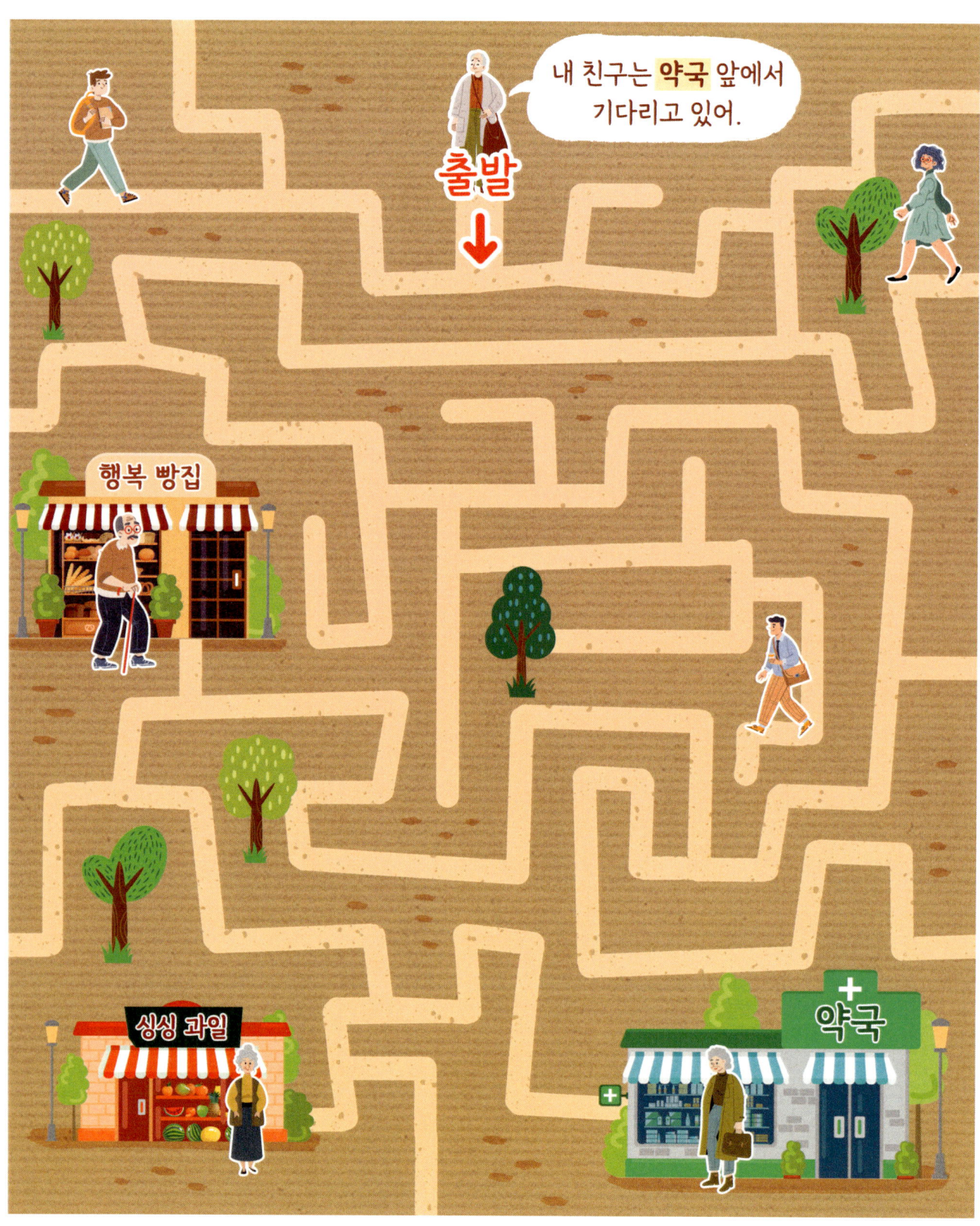

# 부엉이의 남편 찾기

부엉이의 남편 특징을 잘 기억하고, 부엉이의 남편을 찾아가 보세요.

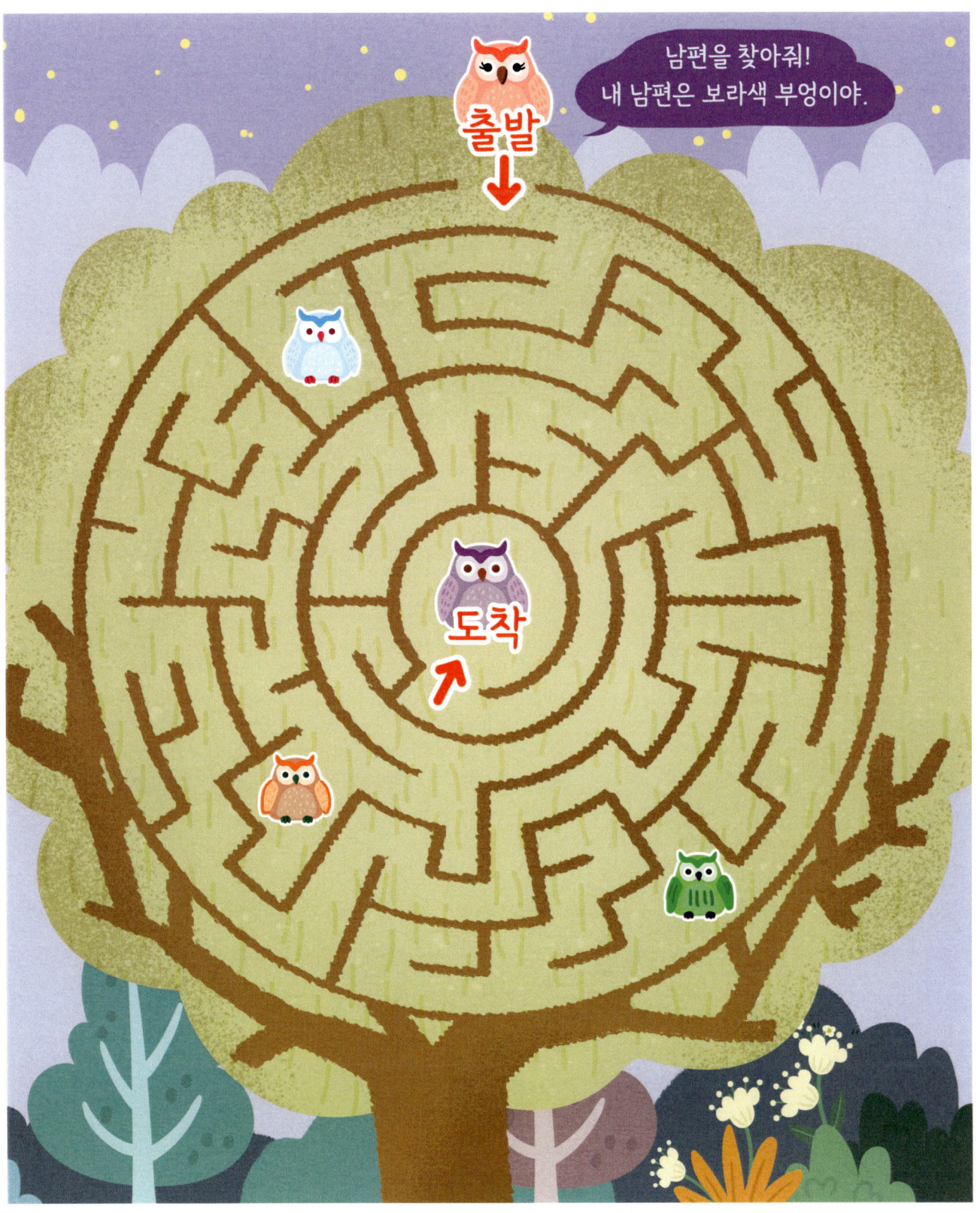

# 규칙 따라가기 미로

아래의 규칙을 따라 출발에서 도착까지 가보세요.

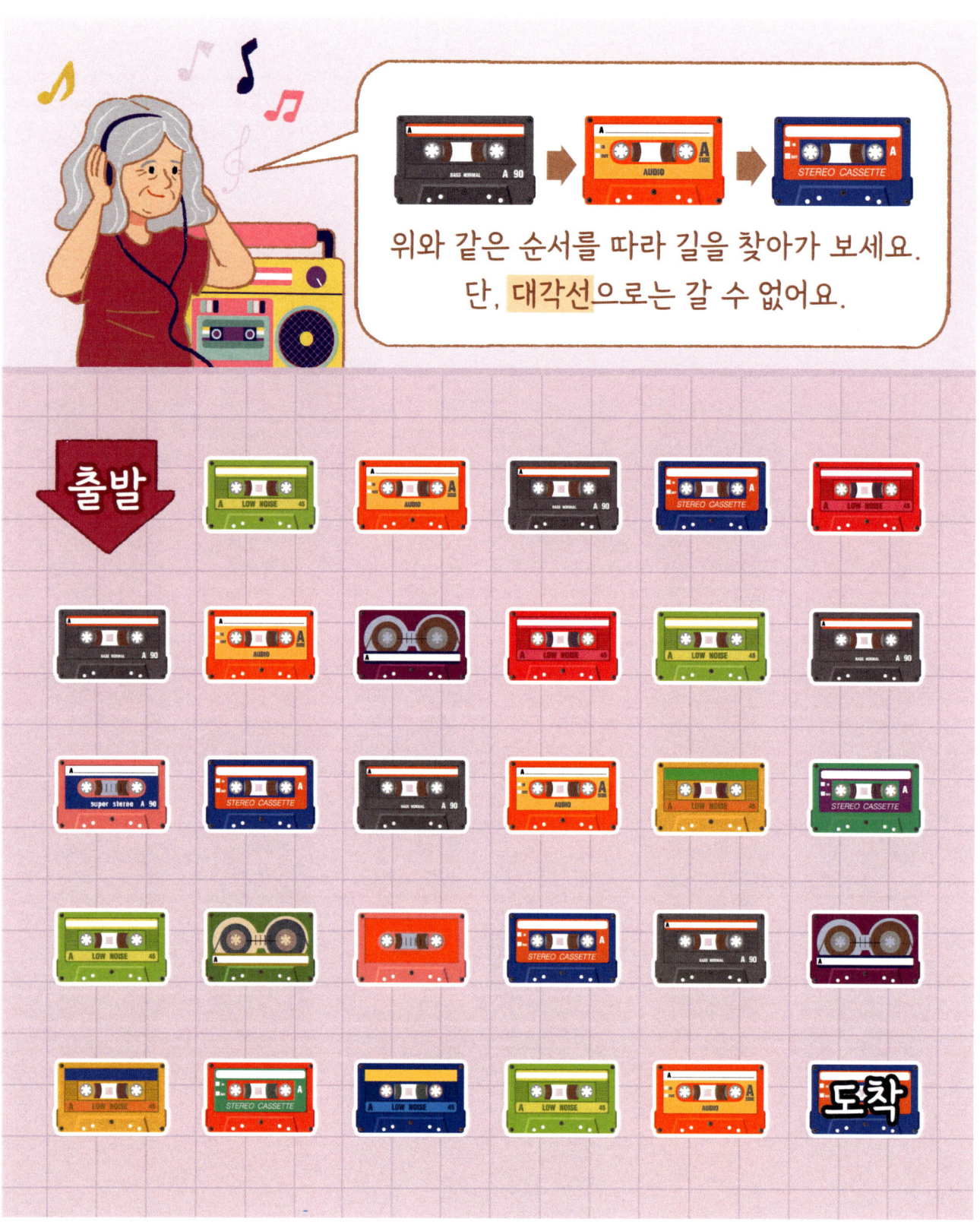

# 봄 쑥 캐기

쑥만 모두 모아 도착까지 가보세요.

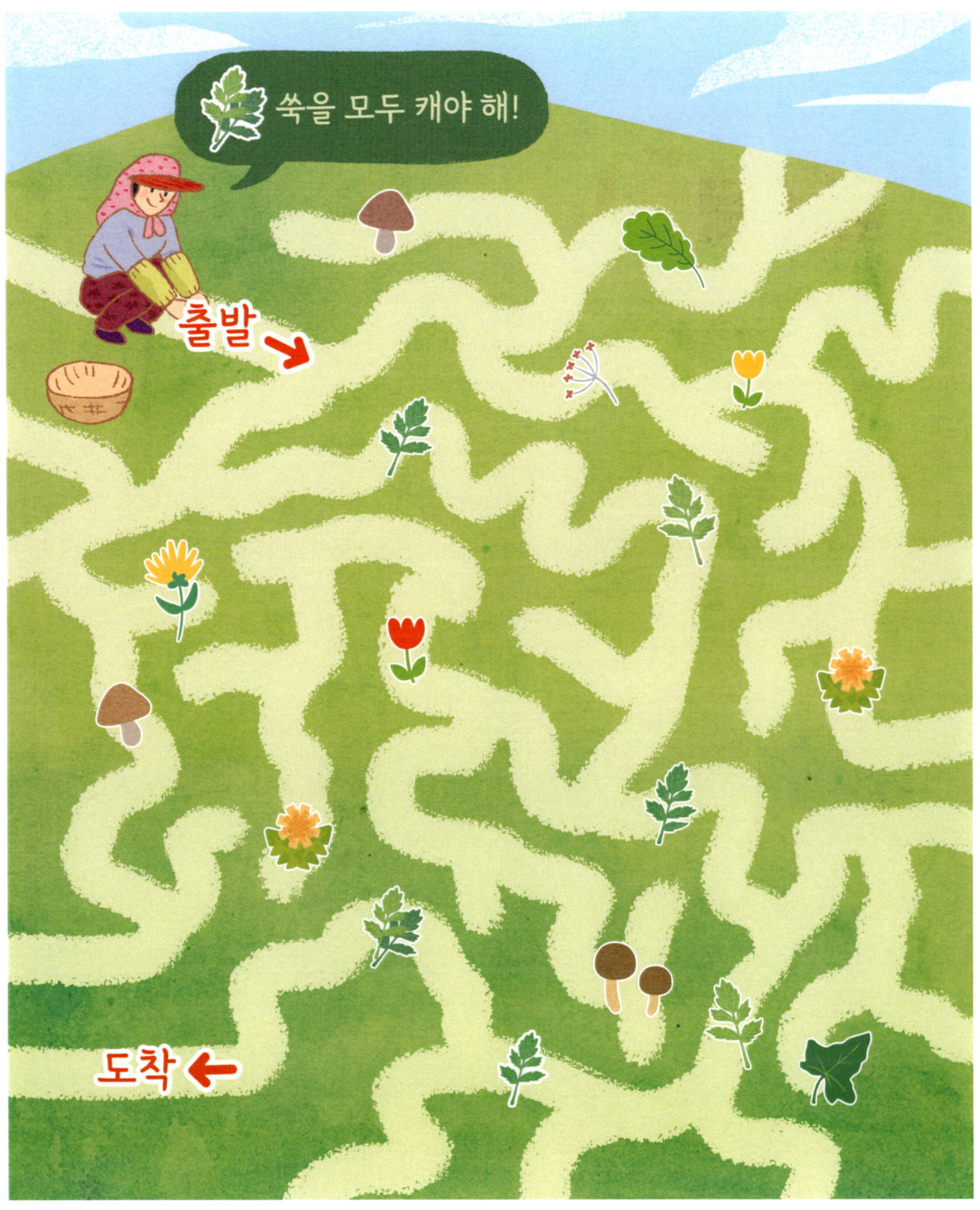

# 숫자 점잇기 미로

숫자 1부터 순서대로 선을 이어 나비를 완성해 보세요.

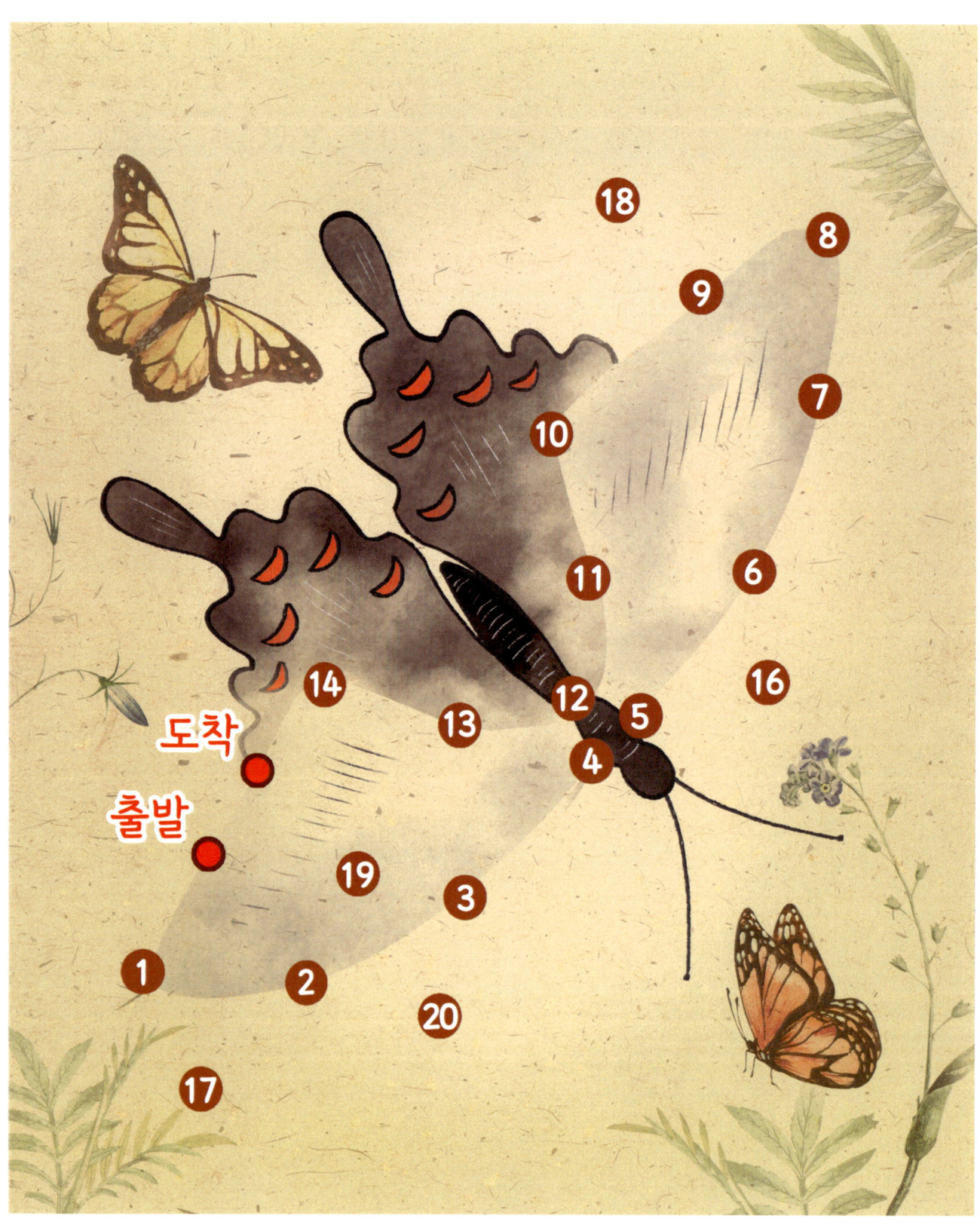

# 산수 미로

미로를 풀며 만나는 숫자를 모두 더해, 질문의 정답을 알아맞혀 보세요.

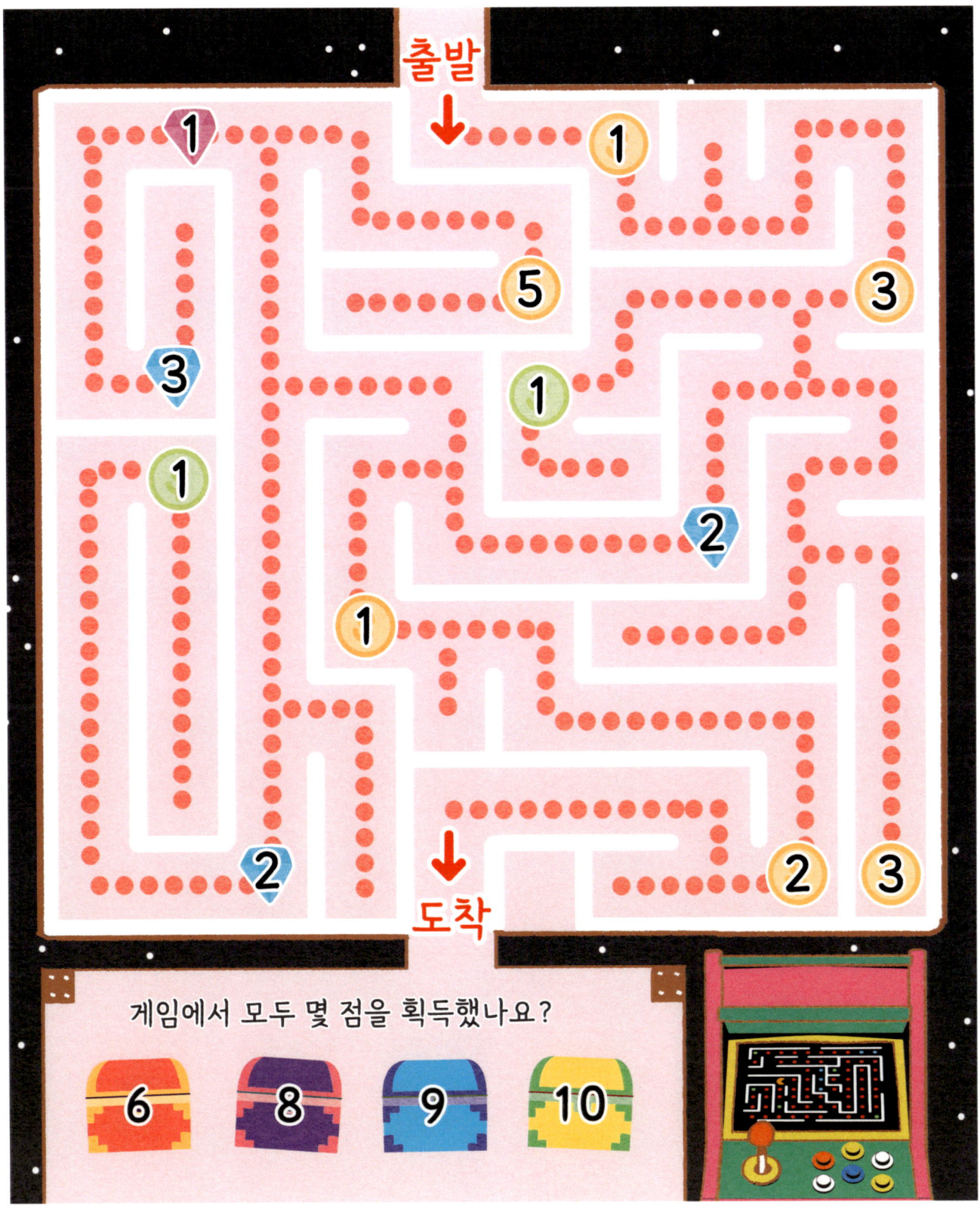

# 피라미드 미로

피라미드 내부의 길을 따라 출발에서 도착까지 가보세요.

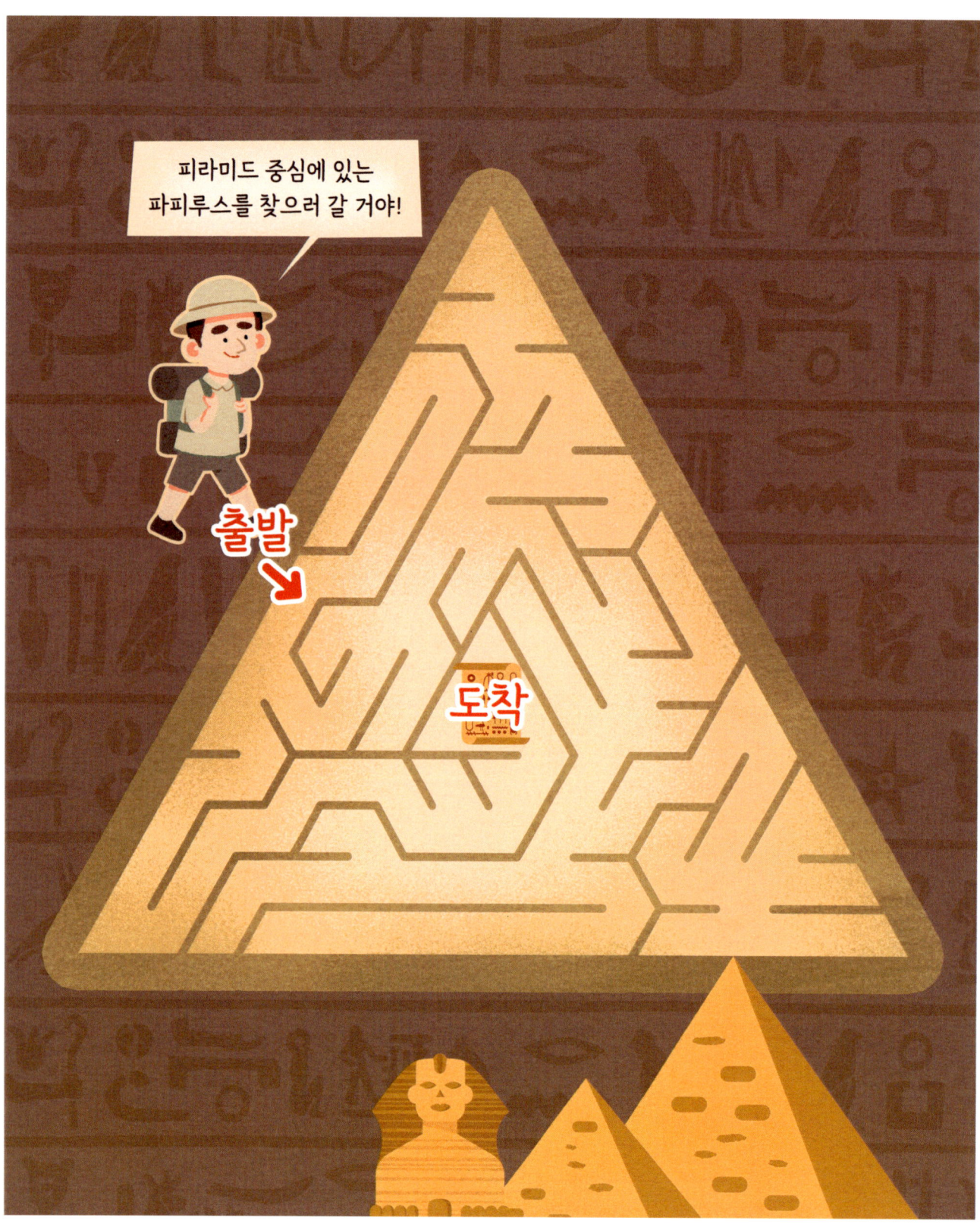

# 어울리는 물건

붓과 가장 어울리는 물건을 찾아 선을 연결해 보세요.

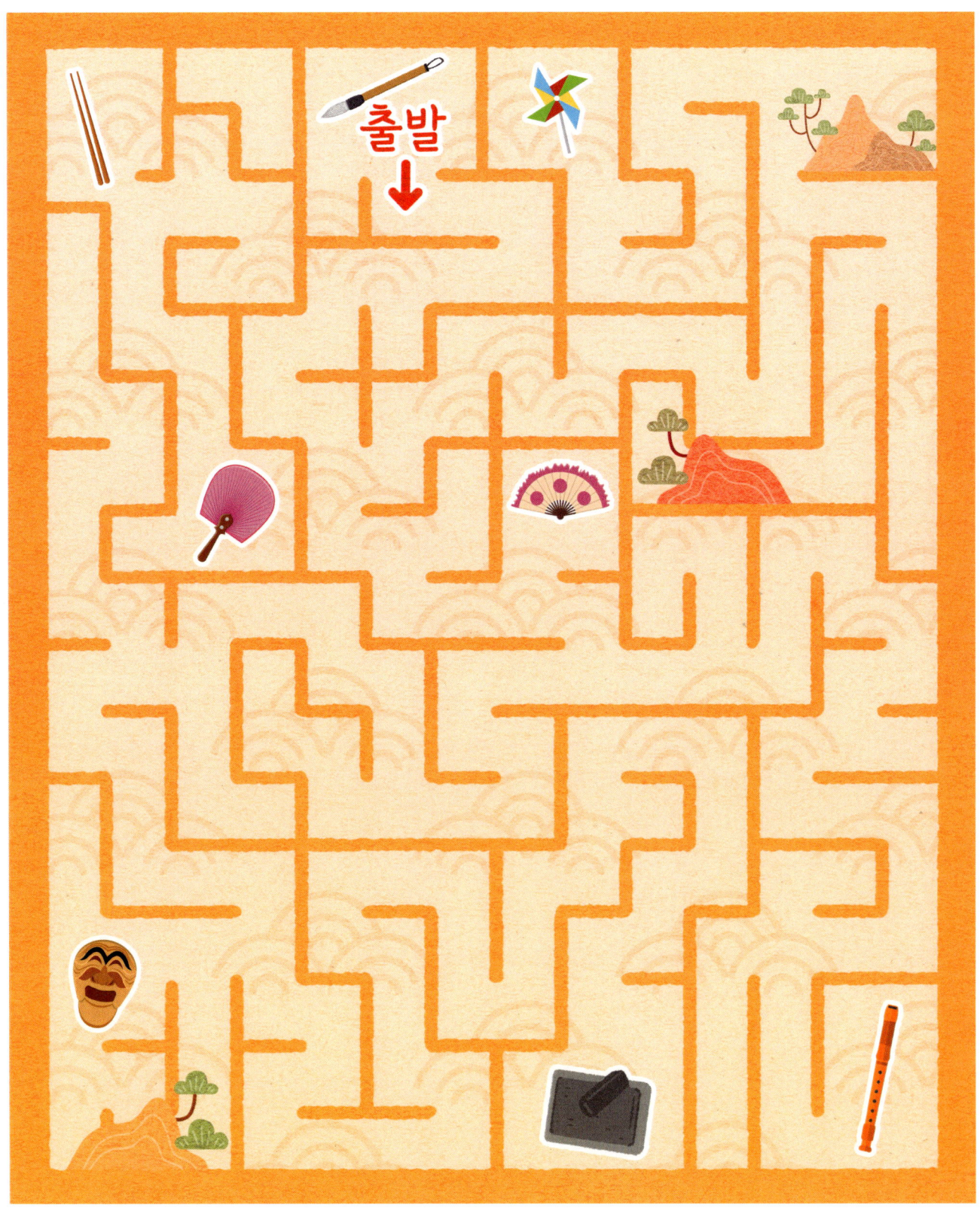

# 구름 미로

제비가 친구를 찾고 있어요. 미로를 따라 출발에서 도착까지 가보세요.

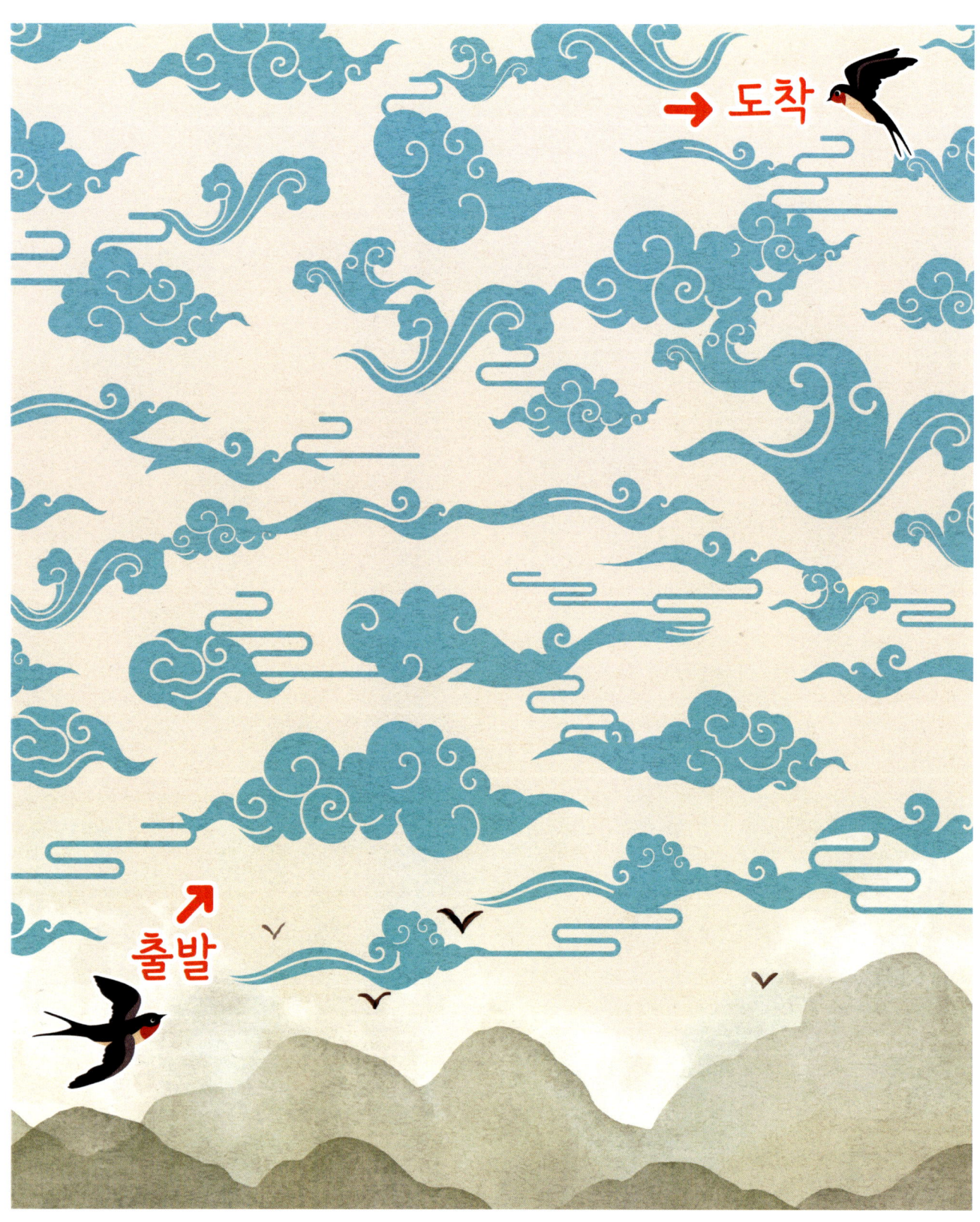

# 뜨개질로 만드는 직물

실을 따라가 할머니가 어떤 것을 짜고 있는지 알아맞혀 보세요.

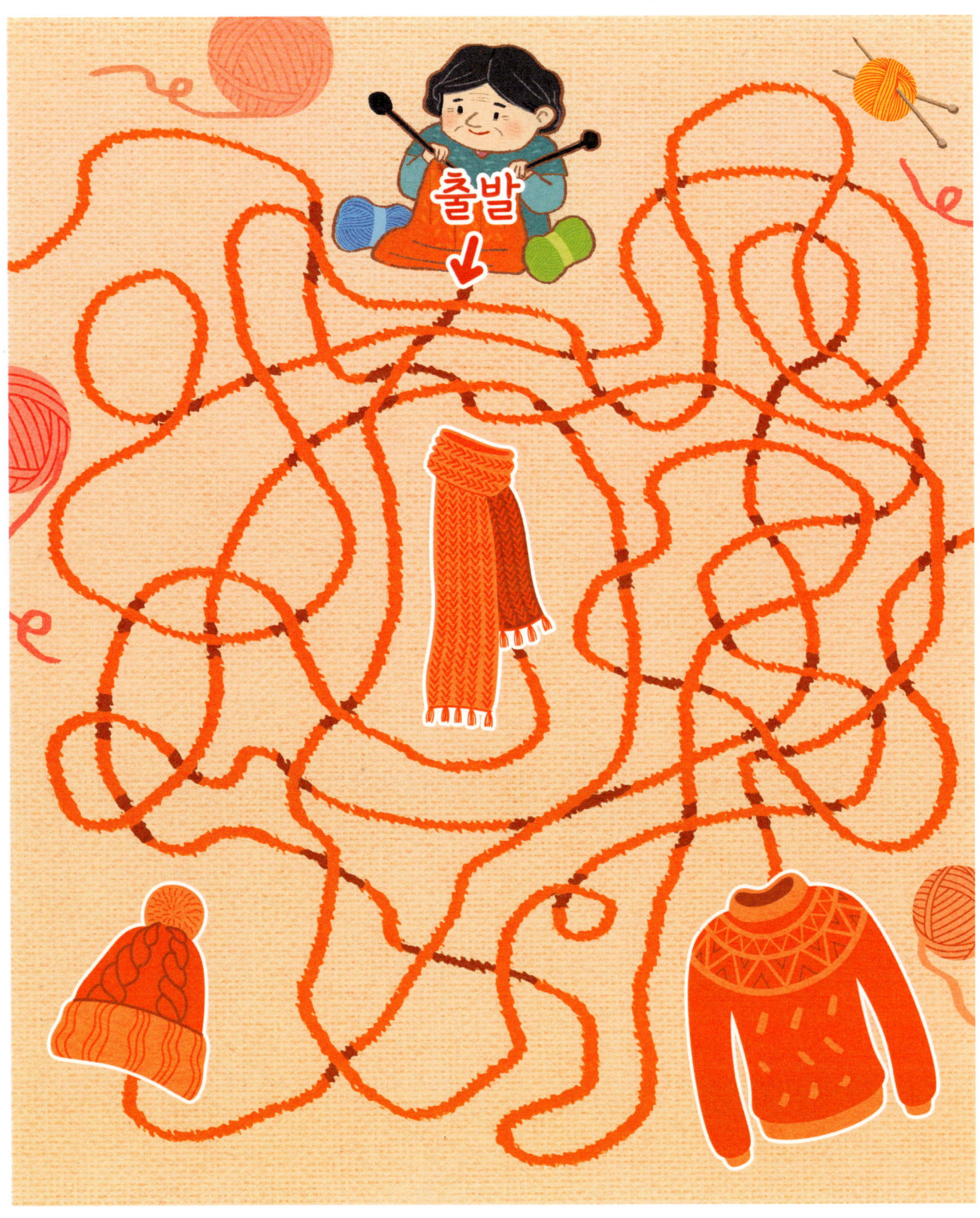

# 정답

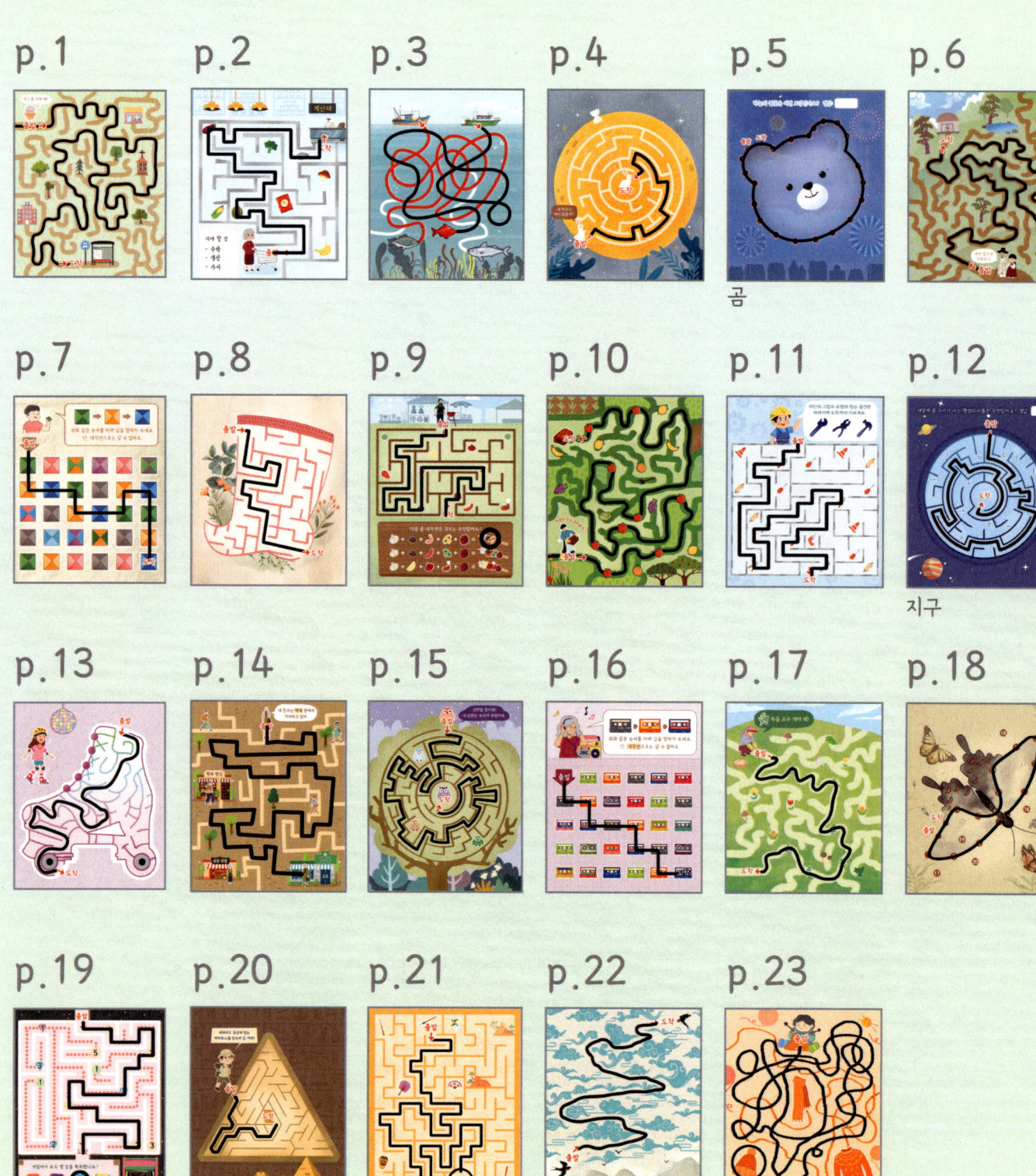